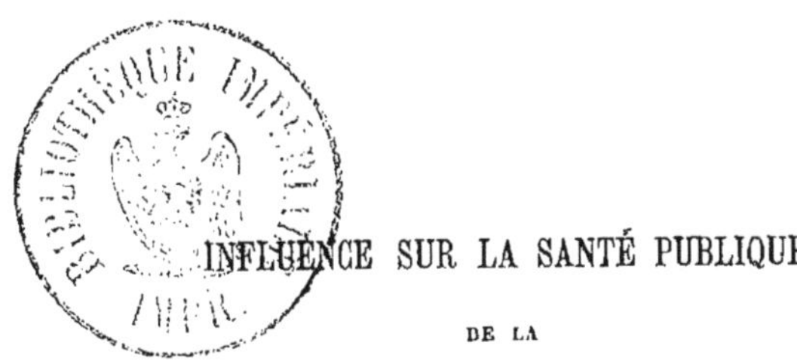

INFLUENCE SUR LA SANTÉ PUBLIQUE

DE LA

FABRICATION DE L'ANILINE

ET DES PRODUITS QUI EN DÉRIVENT

INFLUENCE SUR LA SANTÉ PUBLIQUE

DE LA

FABRICATION DE L'ANILINE

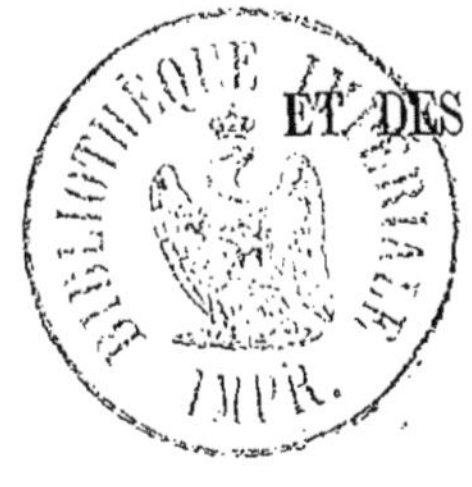

ET DES PRODUITS QUI EN DÉRIVENT

RAPPORT

PAR M. FERRAND.

LYON
IMPRIMERIE D'AIMÉ VINGTRINIER,
RUE BELLE-CORDIÈRE, 14.

1866

INFLUENCE SUR LA SANTÉ PUBLIQUE

DE LA

FABRICATION DE L'ANILINE

ET DES PRODUITS QUI EN DÉRIVENT (1).

Un seul Mémoire a répondu à votre appel ; il a pour épigraphe : *l'hygiène des professions est un des plus beaux sujets d'étude pour le médecin.* Et votre commission nommée pour l'examen de ce travail a bien voulu me confier le soin de vous dire ses appréciations.

Cette question, Messieurs, devait faire appel à la connaissance parfaite de toute une industrie de création récente, faire connaître les merveilleux produits sortis de ses manufactures, nous les montrer inoffensifs dans leurs applications nombreuses, et surtout rechercher les conséquences de leur dangereuse fabrication, à quels douloureux sacrifices était exposée la santé des ouvriers, et de quels accidents pouvaient être menacées, au dehors, les populations voisines. Tel était, considéré dans son ensemble, le sujet à traiter.

Son titre rappelle à vos souvenirs que l'aniline, cet alca-

(1) Rapport fait à la Société impériale de médecine de Lyon, au nom d'une Commission composée de MM. Gubian, Diday, Glénard, Guilliermond, Tavernier, Vezu et Ferrand, rapporteur.

loïde liquide qui prend sa source dans les huiles de houille, ajoute les propriétés délétères de ses vapeurs à celles non moins toxiques des réactifs employés à la préparation de ses dérivés, qui ne sont ici rien moins que des magnifiques colorants. Or, l'importance de cette question ne pouvait que grandir encore avec le développement des succès et des malheurs qui ont accueilli cette fabrication, tant en France qu'à l'étranger, et, comme le fait judicieusement observer l'auteur du mémoire à juger, « la Société impé-« riale de Médecine de Lyon était plus intéressée que « toute autre à élaborer ce point d'hygiène profession-« nelle. »

Notre ville, en effet, possède en dehors de ses murs, à ses deux extrémités, deux usines des plus importantes où la production en grand de l'aniline et de ses dérivés a soulevé devant le conseil de salubrité de notre département les considérations les plus graves.

Lyon encore, dans cet art de la teinture qui occupe une si grande place parmi les œuvres industrielles auxquelles se livrent les peuples civilisés, règne toujours dans l'estime universelle par la renommée des riches couleurs données à ses soieries. Et pouvait-il en être autrement, alors qu'il compte en son sein tant de progrès réalisés par des inventeurs lyonnais, depuis les bleus Raynoud au prussiate, les bleus Guimet à l'outre-mer artificiel, les noirs à l'extrait du châtaignier, d'autres au hennée d'Afrique, le jaune paille à l'acide picrique, jusqu'à la pourpre française à l'orseille solide, etc ? Ici, encore, on attribue à la qualité des eaux ce qui appartient au travail intelligent et éclairé par la marche des sciences modernes, comme ailleurs, en un faubourg de Paris, on a longtemps imputé à la nature des eaux de la Bièvre ce qui appartenait au génie des Gobelins.

Un nouveau triomphe attendait notre ville ; il lui était réservé d'être le glorieux berceau de la découverte des dérivés de l'aniline. Aussi, l'apparition de ces derniers sous leurs formes variées et leurs applications brillantes était-elle bientôt accueillie, de par le monde, avec toute la sensation d'une révolution, aujourd'hui accomplie, de cet art de la teinture déjà si élevé parmi nous ; et lorsque nous dirons dans un instant toute la splendeur de leurs résultats scientifiques, artistiques et industriels, on nous pardonnera certaine admiration qui ramène la pensée à leur humble et étonnante origine, à un élément fossile, la houille, à moins encore, à l'un des résidus que cette houille abandonne après avoir servi à l'éclairage de nos cités ; car c'est du goudron noir, inutile, repoussant, que l'on sait en définitive extraire toutes ces nouvelles couleurs, le disputant en nombre et en éclat aux rayons isolés du spectre solaire.

La question mise au concours avait donc tout l'attrait de la nouveauté, tout le charme d'un sujet séduisant par ses côtés merveilleux et aussi tout le haut intérêt de situations pleines de périls à conjurer.

Le travail que je vais analyser, et qui ne comprend pas moins de 68 pages, se compose de quatre parties :

1° Partie chimique, ou préparations ;

2° Usages de l'aniline et de ses dérivés ;

3° Accidents et maladies causés par la manipulation de ces substances ;

5° Hygiène des ouvriers, règlement de police à observer et moyens divers à employer pour prévenir les dangers du voisinage.

Ce classement appelle l'attention sur un ensemble complet et coordonne avec clarté et intelligence les divers points à élucider successivement ; mais les cadres si heureusement tracés ont-ils été remplis avec un égal succès ?

PREMIÈRE PARTIE.

PARTIE CHIMIQUE OU PRÉPARATIONS.

Dans sa première partie, l'auteur s'occupe, non sans commettre quelques erreurs de formule et d'interprétation, de la préparation des composés chimiques qui donnent naissance à l'aniline, et enfin des colorants qui dérivent de cette base ; il expose, en conséquence, la préparation d'une première série de trois composés dans laquelle se succèdent la benzine, la nitrobenzine et l'aniline, et en second lieu celle moins complète des dérivés ou couleurs nouvelles, ayant nom fuchsine, harmaline, rouge, violet, bleu d'aniline, etc.

L'on remarque alors que l'auteur cite à propos de l'obtention de chacun des éléments de son sujet un grand luxe de procédés que les ouvrages classiques mettent à la disposition des chimistes, mais néglige l'exposition des procédés industriels les plus usités, ceux précisément sur lesquels devaient reposer ultérieurement et son appréciation des causes des accidents ou maladies, et la justification des moyens à proposer.

En effet, parle-t-il de la benzine, ce point de départ important de la préparation de l'aniline, il ne dit rien des con ditions de sa rectification dangereuse sans les précautions nécessaires, rectification à faire à des températures de 80 à 85 degrés ; il ne dit rien des procédés d'extraction qui, entre les mains de Mansfield, permirent, dès 1848, non-seulement de dégager en grand cette essence de la distillation des goudrons de houille, c'est-à-dire de ses nombreux produits hydrogénés, 40 et plus, confondus ensemble , mais permirent encore de signaler en elle une source presque inépuisable de benzine. Cette notion méritait pourtant d'être rappelée, car elle porte en elle un double enseignement: Mansfield, surpris un jour au milieu de son usine embrasée par l'inflammation de ses produits, paya de sa vie cette démonstration sans laquelle l'aniline serait encore un objet de curiosité et ses remarquables dérivés autant de découvertes à faire ou autant de résultats industriellement impossibles à réaliser.

S'agit-il de la nitro-benzine, l'auteur cite, comme pratique, un procédé de mélange direct spontanément inflammable, dégageant beaucoup de vapeurs nitreuses, mélange barbare de benzine et d'acide sulfo-nitrique dans des récipients de 30 litres de capacité, au lieu du mélange qui se fait seul, goutte à goutte, dans des tubes de verre nombreux justaposés dans le sens de la plus grande longueur et quelquefois même en suivant tous les contours des façades internes d'un laboratoire que, par précaution, l'on consacre exclusivement à cette préparation.

En ce qui regarde l'aniline, deux souvenirs sont à rappeler, et celui qui a trait à son étymologie provenant du nom portugais *anil* que porte l'indigo dont Fritzsche retira l'aniline par la réaction de la potasse, et celui du procédé devenu industriel découvert par un chimiste français, M. Béchamp, professeur à Montpellier (1854), procédé qui repose sur la distillation d'un mélange de nitro-benzine, d'acide acétique et de limaille de fer, c'est-à-dire sur l'action de l'hydrogène naissant qui résulte de ce mélange.

Le candidat ne signale pas les perfectionnements apportés à cette méthode : 1° par la substitution de la fonte de fer au fer proprement dit, pour rendre l'opération moins tumultueuse et exposer à moins de déperdition de vapeurs ; 2° par une modification qui, dans la séparation de l'aniline mêlée au liquide aqueux et acétique qui l'accompagne, consiste non à diminuer la densité de l'aniline par une addition d'éther, mais à augmenter celle du liquide aqueux par une addition de sel de soude.

Il néglige, enfin, d'esquisser les principaux caractères de cette substance, l'un des deux objets de sa thèse, savoir : son apparence huileuse, incolore lorsqu'elle n'a pas subi l'action de la lumière ; ses taches qui faites sur le papier disparaissent par la chaleur ; sa densité voisine de celle de l'eau, 1028 ; son point d'ébullition à 182 degrés ; sa saveur brûlante, son odeur balsamique, *insinuante, sui generis* ; la facilité avec laquelle elle fait avec les acides des sels incolores et la propriété de fournir des colorations intenses avec les agents oxydants, de là le point de départ remarquable des colorants dits dérivés de l'aniline.

Pour résumer enfin avec précision sa constitution chimique, rappelons que la benzine est un corps binaire ayant pour formule : $C^{12} H^{6}$; que l'intervention de l'acide nitrique en fait un composé quaternaire $C^{12} H^{5} Az O^{4}$ ou nitrobenzine, et que l'influence de l'hydrogène naissant ramène cette dernière au symbole d'un produit ternaire $C^{12} H^{7} Az.$, qui est celui de l'aniline.

En ce qui concerne l'étude chimique des dérivés de l'aniline, l'auteur du Mémoire semble croire au choix facultatif de tel ou tel procédé ; il ignore notamment que pour la préparation du rouge, par exemple, on a successivement abandonné la réaction du chlorure d'étain, celle du nitrate de mercure, de l'acide azotique, etc., pour s'arrêter à l'usage de l'acide arsenique dont le choix est forcé par des nécessités de premier ordre au point de vue industriel, savoir : la supériorité du produit, l'abondance de la matière obtenue, l'économie réalisée par ce mode opératoire et la concurrence étrangère enfin, qui, libre d'employer les mêmes moyens, sait mettre à profit tous leurs avantages connus. Il croit surtout à l'emploi des sels mercuriels.

Je me bornerai à résumer ici les divers temps de la fabrication de la couleur principale, rouge d'aniline, dite *fuchsine*, temps sur lesquels il y aura lieu de revenir pour faire la part des inconvénients de chacun : 1° cuite pendant 3 à 4 heures au bain d'huile d'un mélange de 12 p. d'aniline et de 20 p. d'acide arsenique syrupeux à

70 p. % (1) ; 2° coulées du produit obtenu sous forme de pâte verte, solide à froid ; 3° reprise des plaques de fuchsine brute par l'eau et l'acide chlorhydrique au degré de l'ébullition pour en séparer les acides arseniques et arsenieux libres ou combinés ; 4° saturation qui livre la fuchsine en partie purifiée ; 5° dissolution nouvelle et cristallisation de la couleur sur des baguettes de cuivre.

Or, Messieurs, ce qu'il importait surtout de faire connaître, c'est que cette fabrication opère sur des masses considérables de matières toxiques, fournit comme résidus d'abondantes liqueurs arsenicales, puis un reste solide encore arseniqué et non moins embarrassant.

L'auteur n'ajoute rien à son énoncé restreint qui puisse donner, même en passant, une idée sommaire des qualités physiques et chimiques de cette substance remarquable dite fuchsine, soit de ses cristallisations en feuille de fougère vertes et brillantes comme les ailes des cantharides, rien de son pouvoir colorant merveilleux en rouge éclatant, alors qu'un gramme de cette matière suffit pour donner une teinte encore sensible dans 20,000 litres d'eau et plus; rien de capable enfin de fixer l'esprit sur sa constitution qui, étudiée par Hoffmann, n'est pas moins intéressante, car elle est représentée par ce savant comme un sel coloré arseniate, chlorhydrate, sulfate ou acétate d'une base incolore, la rosaniline. A ce point de vue, le rouge mieux défini que l'on retire de l'aniline est donc scientifiquement un sel

(1) Ces doses réunies comprennent par jour un total de 600 k. d'aniline dont le 1er litre a coûté 400 fr., et 1,000 k. d'arsenic.

ou un hydrate de rosaniline. La cause de cette omission est due, sans doute, à cette circonstance que l'auteur n'attache point à cette fuchsine toute l'importance qu'elle exerce sur la fabrication des autres dérivés de l'aniline. Il ne semble même pas se douter que c'est avec elle que l'on prépare les seuls violets et les seuls bleus ayant cours ; les premiers avec partie égale, les seconds avec une double proportion d'aniline.

Son travail ne fait connaître que le violet de Perkin, dit harmaline, couleur détrônée par les violets ci-dessus et le bleu de Béchamp (action du chlore sur l'aniline), qui n'a jamais été l'objet d'une pratique industrielle. Il parle à peine du jaune et du noir, non sans commettre une erreur sur la qualité du premier, qui est pourtant une base définie par Nicholson, et l'omission d'un élément important, le chlorhydrate d'ammoniaque, dans la préparation du second, qui est l'un des noirs les plus indélébiles. Il ne signale pas, enfin, l'existence du vert, qui est le dernier dérivé connu de l'aniline et pour lequel encore, comme pour la fabrication des violets, des bleus, du jaune et du noir, on passe par la préparation de la fuchsine.

Dans cette première partie de son Mémoire, l'auteur n'a donc pas mis suffisamment en relief les éléments principaux de son sujet ; mieux informé, il se serait contenté de décrire avec leurs détails nécessaires les seuls procédés pratiqués dans l'industrie, pour en pouvoir tirer ultérieurement des conséquences utiles ; il eût montré que si l'aniline, préparée seulement en vue de ses dérivés, intervient avec des changements de proportion dans la confection de chacun d'eux, l'arsenic vient aussi, et toujours et de prime abord, jouer le rôle important, puisqu'il est considéré comme indispensable dans la préparation de la fuchsine ou couleur mère de tous les autres colorants. Et dans ces deux termes ainsi bien posés de la question des influences à étudier, étaient les deux points lumineux, les deux phares qui devaient l'éclairer et successivement le diriger dans sa route.

DEUXIÈME PARTIE.

USAGES DE L'ANILINE ET DE SES DÉRIVÉS.

J'arrive à cette deuxième section qui devait nous montrer le régime utilitaire de chacun des dérivés de l'aniline, avec leur physionomie jusque-là seulement profilée. Elle devait, surtout au point de vue qui nous occupe, nous les montrer remarquables par la révolution que leur découverte avait imposée à l'art de la teinture, et grandis par l'accueil enthousiaste et soutenu fait à leurs applications sur tous les marchés du monde ; car établir l'importance de leurs débouchés, c'était donner la mesure de l'importance de leur production, c'était élever le sujet du concours à la hauteur où vous vous êtes placés pour en donner la formule.

Le candidat a fait deux parts des usages, l'une applicable à la médecine, l'autre à l'industrie.

Dans le premier cas, il avait le droit d'être court, car les applications médicales peuvent être considérées, quant à présent du moins, comme à peu près nulles. Dans le second cas, il avait le devoir d'être plus complet qu'il ne l'a été ; son désir de l'être est toutefois évident, car on le voit prendre le soin de remonter aux composés chimiques dont l'aniline tire son origine, pour en dire les applications très-connues : c'est la benzine servant à lever les taches, à rendre tout papier propre au calque en lui donnant une transparence momentanée, à préparer la nitro-benzine, qui à son tour sert à parfumer les savons à l'amande amère.

Passe-t-il à l'aniline et à ses dérivés ? il n'en parle que d'une manière très-restreinte ; il signale pourtant avec raison l'observation de M. Chevreul (juillet 1860) sur l'altérabilité des teintures de fuchsine sur soie et laine, sous l'influence de l'insolation. Il ne parle de la nécessité de mordancer le coton qu'à propos du violet, alors que les tissus de cette matière, mordancés ou mieux animalisés, se prêtent à l'application, par teinture ou par impression, de tous les colorants de l'aniline. Il ne dit rien de la résistance notamment du bleu et ne signale que son emploi à la teinture de la laine (1).

Pour nous, Messieurs, tout le retentissement auquel a donné lieu la réputation des dérivés qui nous occupent date de la découverte du rouge d'aniline, découverte faite

(1) C'est ce qui se pratique surtout à Paris et dans le Nord.

par un chimiste lyonnais, par Verguin que nous avons tous connu depuis l'époque, déjà loin de nous, où il était, à l'École de Médecine, préparateur du cours de chimie de Dupasquier, notre premier maître. C'est encore en notre ville que Verguin trouva dans le concours de MM. Renard et Franc le complément d'efforts, de recherches, de soins de toutes sortes et de capitaux considérables pour la réalisation et l'essor qui manquaient à son œuvre.

Un brevet de principe fut le premier résultat de cet accord (1859), et bientôt de ces mêmes inventeurs lyonnais devenaient tributaires bénévoles ou contraints les inventeurs du violet et du bleu, MM. Girard et de Laire de Paris ; du violet, Hoffmann, M. Hoffmann l'illustre chimiste que l'Allemagne vient d'enlever à l'Angleterre ; du bleu soluble, MM. Nicholson et Maule de Londres ; du vert, M. Uzèbe de Paris. En effet, ces dernières couleurs trouvées plus tard étaient bien aussi des dérivés de l'aniline, mais avec cette distinction capitale qu'elles n'ont pu être obtenues sans l'emploi préalable du rouge ou sans passer par la préparation de ce dernier.

Nous venons de signaler un premier et immense résultat ; il devait avoir une conséquence non moins grande, celle de réunir en notre ville et aux mains d'une même compagnie la fabrication de toutes les couleurs dites d'aniline, et de provoquer la création de deux usines des plus importantes, ayant eu jusqu'à 400 ouvriers et n'ayant leur analogue qu'à l'étranger, parmi des tributaires ou des contrefacteurs.

L'Académie des sciences, belles-lettres et arts de Lyon a

décerné à Verguin une médaille d'or dans la séance publique de 1863.

De nos ateliers sortent donc ces riches matières dont les moindres poussières, étalées sur la porcelaine et arrosées d'alcool, leur dissolvant principal, éclatent en colorations les plus vives, les plus caractéristiques pour chacune d'elles.

Proclamées les plus belles, elles ont réduit de plus d'un tiers les arrivages de l'indigo, de la cochenille, de plus de moitié ceux du safranum, et reconnues plus résistantes que l'orseille et la murexide, elles ont réduit à néant l'intéressante fabrication de ces dernières, l'une déjà ancienne et l'autre encore toute moderne.

C'est qu'en effet, toutes les merveilles des arts, fibres textiles et tissus, plumes ondoyantes, fleurs artificielles, papiers de luxe, laques et papiers peints, amidons pour apprêts, crins, bougies, peaux, soieries, cotonnades et cachemires se sont, avec entraînement, coquettement parés de leur vivacité, de leurs splendeurs sans rivales. Et c'est ainsi qu'aux pays originaires des fleurs, des insectes, des plantes et des bois exotiques d'où nous venaient les colorants jusque-là sans pareils qu'on appelle carthame, cochenille, kermès, orseille, Ste-Marthe, quercitron, indigo, c'est-à-dire au Mexique, au Brésil, en Chine, au Japon, aux Indes et partout, retournent victorieuses nos couleurs recherchées.

L'on est donc tenté de croire que si l'auteur du mémoire est resté froid et discret devant l'importance des applications et conséquemment de la fabrication des dérivés de l'aniline, c'est qu'il n'en connaissait pas toute l'étendue.

TROISIÈME PARTIE.

DES ACCIDENTS ET MALADIES CAUSÉS PAR LA MANIPULATION DE L'ANILINE ET DES PRODUITS QUI EN DÉRIVENT.

A côté de la lumière les ombres, à côté des succès les sacrifices : ainsi commence pour nous cette troisième partie, de beaucoup la plus sérieuse et la plus grave, car elle va traiter des troubles fonctionnels fréquents et de quelques cas de mort. Elle est aussi la plus étendue, car elle embrasse l'histoire et l'appréciation des faits devant répondre plus directement à la question posée : de l'influence des manipulations de l'aniline et des produits qui en dérivent.

L'auteur y expose des observations utiles, empruntées à des mémoires ou recueils français et étrangers, puis ajoute quelques constatations qui lui sont personnelles et cite en terminant l'auteur lyonnais d'une thèse remarquée sur la matière.

Mais de ses recherches méritantes, l'auteur saura-t-il faire la part des rapprochements instructifs, dégager les distinctions indispensables et tirer des conclusions profitables à la science et à la pratique ? C'est ce que nous allons essayer d'apprécier rapidement après avoir fait le résumé rès-sommaire des matériaux rassemblés par lui.

1° Il emprunte d'abord au docteur Beaugrand deux faits publiés par le *Medical Times and Gazett*, 1862. Ce sont deux cas d'empoisonnement par l'aniline, dans des conditions exceptionnelles. Le premier résulte de la rupture d'un vase contenant le liquide à rectifier; le deuxième est le cas d'un ouvrier trouvé évanoui dans une cuve ayant renfermé semblable matière; les deux malades avaient leurs vêtements imprégnés d'aniline, si bien que l'un d'eux dut être savonné des pieds à la tête.

Malgré leur etat en apparence désespéré, la guérison fut promptement obtenue, après 12 heures pour l'un d'eux, après 24 pour l'autre.

Dans ces deux observations, les symptômes recueillis par les médecins anglais Knaggs et Mackensie ne sont pas au complet, et comme il en sera de même de ceux qui accompagnent les faits qui vont suivre, je me réserve de les réunir pour éviter les redites et les discuter sans interruption.

2° Le troisième cas est plus grave; il est encore dû à l'imprudence, car il résulte d'une ingestion de nitro-benzine par un ouvrier faisant par l'aspiration usage d'un syphon dont le fonctionnement était défectueux. Le jeune sujet victime de cet accident succomba dans la stupeur, 12 heures après, sans vomissement, sans convulsion.

3° Le recueil allemand *Deutche Klinik*, dans un article reproduit par des journaux français, livre à l'auteur l'observation recueillie par le docteur Friedrich, de Dresde. Il s'agit d'un jeune homme qui, employé depuis deux mois à l'empaquetage des divers colorants dérivés de l'aniline, débités sous forme de poudre, avait respiré beaucoup de leurs poussières. Ici le cas est complexe, car à côté de quelques symptômes imputables à l'aniline dont les violets notamment mal préparés restent souvent imprégnés, étaient à la fois et ceux d'un catarrhe pour lequel le malade s'était alité et ceux d'un gonflement des muqueuses bucales avec agacement des dents. Friedrich attribue ces derniers phénomènes à la présence du mercure provenant du mode de préparation de la fuchsine ; le malade se rétablit au bout de huit jours. En terminant cet exposé, je discuterai cette interprétation dernière qui ne me semble pas fondée.

4° En continuant, nous trouvons le récit des expériences de Schurchard de Niembourg en Hanôvre, récit qui a trait à des effets toxiques de l'aniline sur des animaux, d'où il ressort qu'il a fallu appliquer sur la langue 7 à 8 gouttes d'aniline pour tuer une seule grenouille, et 100 à 150 gouttes pour faire périr des lapins.

5° Le *British medical journal*, 1863, p. 550, apporte un contingent utile de recherches faites par le savant légiste, docteur Letheby, qui étudie deux cas de mort par la nitro-benzine, cas à lui référés par le Coroner, l'un dû à l'inhalation, l'autre à l'ingestion, tous deux suite d'imprudence, et fait connaître les recherches qu'il a été conduit à faire sur ce point. Ses conclusions considèrent la nitro-benzine et l'aniline comme des poisons narcotiques énergiques.

6° Notre candidat, Messieurs, a eu l'occasion d'observer, à propos d'une enquête sur une fabrique de nitro-benzine et d'aniline du département de la Seine, et il a vérifié que les senteurs de ses ateliers provoquaient des malaises chez les deux habitants d'un pavillon très-voisin de l'usine ; que dans l'intérieur de cette fabrique quelques ouvriers n'ont pu continuer les décantations, et que parmi les indispositions, deux sont allés jusqu'à la défaillance presque complète, avec retour à la vie après une heure et deux heures de simple exposition au grand air. Mais, ajoute l'auteur, tous ces résultats étaient dus à une installation vicieuse.

7° Le même mémoire rappelle la communication de M. le Dr Bergeron à l'Académie impériale de médecine, 1865, d'où il ressort que les troubles fonctionnels variés que l'on remarque chez les ouvriers dans les fabriques de nitro-benzine et d'aniline disparaissent après quelques semaines d'apprentissage ; qu'il en est de plus graves, mais exceptionnels, de coma, de stupeur avec la nitro-benzine, de délire enfin et plus particulièrement de mouvements convulsifs avec l'aniline.

8° Dans son travail, l'auteur cite en outre le fait d'accidents qui, survenus dans une fabrique de fuchsine, en 1861, ont atteint par suite de l'infiltration d'eaux arsenicales, des ouvriers de l'usine, puis des habitants du voisinage, et cessèrent dès que l'on eut prescrit au fabricant d'envoyer ses eaux dans le fleuve voisin par un conduit en fer spécial.

9° Il s'arrête enfin à la thèse inaugurale du Dr Charvet, en énonce les trois ordres de phénomènes remarqués par l'auteur lyonnais dans une étude très-étendue de ce que l'on appelait alors l'épidémie de Pierre-Bénite (fin 1863), savoir : du côté du système cutané, des voies digestives et des fonctions nerveuses. Il rappelle en dernier lieu que le Dr Charvet conclut que les accidents appréciés dans ladite épidémie sont dus à l'emploi de l'acide arsénique dans la préparation de la fuchsine.

Pour votre rapporteur, Messieurs, là s'arrête aussi l'énoncé, pour faire place à l'appréciation, des faits puisés par l'auteur dans l'histoire, qui pourrait être plus complète, des accidents et maladies causés par l'aniline et ses dérivés colorants.

Or, nous constatons que tous ces faits, énoncés par l'auteur, sont présentés sans autre lien que celui de l'ordre chronologique, sans appréciation critique des cas complexes, sans rapprochement des données simples et confirmées pouvant former un ensemble d'observations ou des groupes caractérisés.

Mais cédant au devoir de justifier ces réflexions préalables, je ferai ressortir d'abord cette première déduction à tirer de l'exposé précédent, à savoir que le plus grand nombre des cas est attribué à des accidents, imprudences ou défaut d'installation. Puis, qu'il s'agisse, suivant les notes 1, 2, 5, 6, 8, des trois cas de mort par la nitrobenzine et des deux cas seulement alarmants par l'aniline, tous produits en Angleterre, ou qu'il soit question des deux usines françaises où l'auteur a signalé l'action de l'aniline dans l'une, de l'arsenic dans l'autre, action exercée et dans l'intérieur et au dehors, l'on doit regretter que le candidat n'ait pas mis en évidence, surtout entre les deux derniers ordres de faits, les plus instructifs à nos yeux, la différence des conséquences observées ou possibles, et n'ait fait aucune remarque à propos de la mesure pratiquée, consistant dans l'usage d'un simple tube pour envoyer dans le fleuve voisin les eaux arsenicales ; alors que l'on sait ici trop bien à quel point les eaux des fleuves peuvent avoir accès dans les puits creusés sur le littoral, alors enfin qu'ailleurs, à Bâle par exemple et pour la même cause, une usine de fuchsine a compté parmi les siens huit décès en un jour.

Nous constatons ensuite que les notes ou observations 4 et 3 donnent sans appréciation les expériences peu concluantes de Schuschard sur quelques animaux, puis les conclusions discutables et non discutées de Friedrich. En effet, il a fallu 100 gouttes d'aniline sur la langue d'un lapin pour déterminer sa mort, mais on peut en faire autant avec moins de 100 gouttes de vinaigre ordinaire ainsi appliquées, et s'il n'a rien été observé de bien marqué du côté du cœur, c'est que l'expérimentation était défectueuse, car il y a là une contradiction avec ce que nous avons souvent constaté des mouvements désordonnés de cet organe, chez un grand nombre d'ouvriers de l'usine de Pierre-Bénite. C'est aussi ce que j'ai trouvé dans les expériences de Sonnenkab, de Leipsig, que je me suis fait traduire, expériences plus instructives sur des chats, des chiens et des chevaux, avec l'observation détaillée, de la gêne de la respiration, des battements irréguliers et fréquents du pouls, de la faiblesse des membres inférieurs, des convulsions ehloniques du système musculaire et la mort; mais toutes ces épreuves, tentées à haute dose, par ingestion, eussent été plus applicables à notre sujet si elles eussent été faites par absorption cutanée ou par inhalation.

L'interprétation que donne Friedrich de l'un des phénomènes imputés à la présence du mercure n'entraîne pas davantage la conviction, pour plusieurs motifs; et parce que la même note dit contradictoirement qu'il n'y a pas eu de salivation, et parce qu'à cette époque depuis longtemps (soit depuis 2 ans) on ne faisait plus intervenir les sels mercuriels dans la préparation de la fuchsine ; puis parce que rien de semblable ne s'est produit ici, chez 20 ouvriers vivant journellement autour des moulins dans des atmosphères de poussières colorantes issues de l'aniline, quel que fût le réacteur employé, si bien qu'à la vue de ces hommes entièrement violets, entièrement rouges ou bleus et bien portants que l'on rencontre ainsi dans certains de nos faubourgs, l'on doit croire que le préjudice n'existe que pour le fabricant, la marchandise ayant valu jusqu'à 500 fr. et plus, le kilogramme. L'explication enfin du fait signalé peut se trouver dans cette circonstance que j'ai vu des fuchsines d'Allemagne, entrées en France par contrebande, contenir jusqu'à 30 pour °/o de matière brute arsenicale.

Constatons, en dernier lieu, qu'il était convenable, à propos des conclusions de M. Bergeron et de M. Charvet, de rechercher ce qui pouvait être confirmé par des rapprochements comme données simples et ce qu'il y avait à retenir des importantes distinctions qui séparent ces deux auteurs.

Or, il était facile de voir que les phénomènes cités en premier lieu par M. Bergeron, soit comme plus ou moins passagers : maux de tête, vertiges, gastricité et autres, soit comme plus graves : syncope, délire, mouvements convulsifs, coma, appliqués suivant le titre de son mémoire, à *la fabrication des couleurs d'aniline*, ne s'appliquaient en définitive exactement qu'à l'aniline et à la nitro-benzine, phénomènes qui sont aussi les seuls invoqués jusque-là dans le travail du candidat.

Il n'était pas moins aisé de considérer d'autre part que les constatations faites et classées par M. Charvet : éruption, exzéma, œdème, dyspepsie, nausées, vomissement, paralysie avec contractilité électrique conservée, perversion de la sensibilité et douleurs parfois très-vives, représentent évidemment un ordre de faits particuliers, nouveaux jusqu'au point présent de cette étude générale, et distincts, en très-grande partie du moins, de tous ceux qui précèdent.

Et alors que les premiers paraissaient exclusifs des seconds, ne devait-il pas rechercher si ces derniers ne seraient pas également vrais dans une étude plus complète ?

Mais, si l'on cherche l'opinion personnelle de l'auteur sur les influences diverses de la fabrication de l'aniline et de ses dérivés, on ne la rencontre que dans le jugement qu'il porte en terminant sur les conclusions de M. Charvet ; il trouve ces conclusions par trop exclusives pour être vraies, leur oppose les observations faites ou signalées par lui, sans s'arrêter à cette réflexion que ces dernières n'ont été fournies que par des usines où l'on s'occupait seulement de nitro-benzine et d'aniline et où l'on ne fabriquait pas de dérivés, à l'exception d'une seule sur laquelle il ne donne pas de détails symptomatologiques, tandis que les observations de M. Charvet ont été prises dans un milieu autrement propice à l'étude, milieu où l'on manipulait tous les éléments de cette grande fabrication, depuis la benzine jusqu'au dernier colorant, et que c'est là même qu'avait été vue une cause autre et dominante, rendue sensible par la constance de ses effets. Au lieu donc de tenir un compte suffisant et de faire la part de cette différence; au lieu de considérer comme pouvant être le plus important le côté qu'il a le plus négligé, il éprouve pour ainsi dire le besoin de défendre ses assertions premières, car il insiste en ajoutant qu'il est évident pour lui que les vapeurs d'acide azotique, que les odeurs d'amandes amères que répand la nitro-benzine contribuent pour beaucoup à développer les accidents dont il a parlé (déjà cette analogie de senteur a fait illusion à plus d'un auteur qui lui a attribué une origine et des propriétés cyanhydriques), puis il termine par cette autre erreur déjà relevée que l'on emploie des procédés nouveaux qui permettent de fabriquer la fuchsine sans l'intervention de l'arsenic.

En définitive, cette troisième partie ne projette qu'un jour très-incertain sur l'un des côtés scientifiques et pratiques de la double question à traiter de l'*aniline* et de ses *dérivés*. Et cependant, encore un peu d'attention et de l'étude seule des matériaux rassemblés par lui, l'auteur aurait pu déduire le diagnostic différentiel des deux sortes d'affections que l'on distingue dans les influences isolées ou simultanées des préparations qui nous occupent ; encore un peu d'école pratique autour des cornues de fonte groupées par batteries, puis des chaudières à larges surfaces rangées circulairement par centaines dans un même atelier, et l'influence ou action mieux connue des divers temps soit de la combinaison, soit de la dissociation des éléments des dérivés, eût fourni à la plume exercée de l'auteur une œuvre plus complète.

Pour donner une idée de ce qui restait à faire, ajoutons qu'un travail plus approfondi aurait dû révéler d'abord des phénomènes communs aux deux ordres de causes, arsenic et aniline, savoir : la dyspepsie, les nausées, les vomissements, fa formication, la diminution de la sensiblité des extrémités, la dépression des forces, et d'autre part des phénomènes plus étroitement et plus distinctement liés à chacune de ces causes.

En effet, s'agit-il de l'arsenic ? c'est dans l'agitation fréquente et au moment du coulage de la pâte en fusion, coulage qui termine l'opération de la cuite, que les vapeurs arsenicales s'échappent des appareils chauffés à 280 degrés, et tout à coup découverts. Les ouvriers ne sont, il est vrai, en contact avec ces appareils que pendant 2 à 3 minutes, mais la même manœuvre se répète dix fois par jour. Chez ces hommes les mains, les bras, le devant de la poitrine et surtout le scrotum sont souvent le siége d'éruptions miliaires ou de boutons plus ou moins brunis ou ulcérés. L'on remarque en outre, de temps en temps, surtout chez ceux qui débutent, ptyalisme, agacement des dents, vomissements, coliques, déjections alvines assez persistantes, pouls misérable ; dans quelques cas plus rares, les extrémités sont le siége d'une sensibilité tactile, obtuse ou de douleurs profondes assez vives, surtout à la pression, voire même d'une paralysie incomplète dont les effets peuvent quelquefois, mais exceptionnellement, se faire sentir longtemps encore après avoir quitté le travail de l'usine ; et ce sont là autant de phénomènes propres à l'intoxication réitérée, mais légère, par l'arsenic. L'on m'a signalé des accidents plus graves produits en Angleterre et qui, suivis de mort avec convulsion, ont fourni l'exemple de pustules et de plaques ulcéreuses, trouvées dans les voies digestives et dans les voies respiratoires. Qu'il me soit permis de rappeler à ce sujet que ces sortes d'eschares internes n'ont pas besoin de l'action locale directe, mais qu'ils peuvent être la conséquence de l'absorption du toxique par la peau.

Les ouvriers enfin exposés à ces émanations arsenicales, paraissent avoir moins à souffrir de l'état de plénitude que de l'état de vacuité de leur estomac, et cette observation acquiert ici quelque importance, car elle apporte une différence de plus dans le parallèle que nous fournissent les effets de l'arsenic et ceux de l'aniline sur la santé des ouvriers chargés de leur manipulation. Ajoutons que les événements regrettables signalés à Pierre-Bénite ont moins frappé les travailleurs que des personnes plus ou moins étrangères à l'usine, par suite de l'empoisonnement des puits voisins. Quant à la population ouvrière, 1/10 paraît avoir passé par nos hôpitaux à l'époque la plus critique, soit fin 1863 et commencement 1864.

Dans l'usine de Roche-Cardon, l'immunité relative de l'influence arsenicale s'explique par la nature imperméable d'un sol argileux et l'usage d'eaux pures : tandis qu'à

Pierre-Bénite on trouve la justification du caractère épidémique observé à ladite époque et dans la perméabilité d'un sous-sol composé de graviers et dans l'existence de puits, assez légèrement arseniqués d'abord, pour qu'on ait pu longtemps ignorer la nature et le degré de leur altération.

S'agit-il de l'aniline ? il s'en dégage nécessairement quelque peu dans l'opération de la cuite, mais davantage dans la séparation de la fuchsine et enfin dans la préparation des bleus.

En effet c'est, dans le traitement du produit colorant brut par l'acide chlorhydrique chauffé par un courant de vapeur d'eau énergique et soutenu, que ce courant entraîne dans l'atmosphère toute l'aniline en excès (1) ; les phénomènes morbides qui se manifestent alors avec le plus d'intensité se produisent chez des sujets nouveaux et surpris en pleine digestion ; ces hommes tombent quelquefois comme foudroyés (ceux qui sont à jeûn supportent infiniment mieux cette rude épreuve). Les malades sont transportés hors de l'atelier, car l'air pur est dans ce cas le meilleur antidote, puis on provoque avec le plus grand succès le vomissement des aliments ; ces derniers sont le plus souvent retrouvés intacts. Les malades rentrent à leur domicile pour consacrer, dit-on, au repos le congé qu'on leur accorde pour le reste de la journée, et le lende-

(1) L'on doit veiller avec soin à ce que des éclats d'émail enlevés quelquefois çà et là au fond des chaudières de fonte ne mettent pas à nu des surfaces métalliques qui, dans l'espèce, donneraient lieu à la production d'un nouvel ennemi, ennemi invisible, le gaz hydrogène arsénié.

main ils reprennent leurs travaux ; des grogs, des sinapismes ont eu raison des malaises les plus persistants. Ils acquièrent enfin assez rapidement, avec l'habitude, la tolérance nécessaire ; mais le personnel n'en porte pas moins le cachet de cette influence de tous les jours , et la pâleur des lèvres ne fait qu'un contraste plus frappant sur ces visages que le rouge de fuchsine artificiellement colore. Que l'aniline enfin soit étendue sur la peau qui l'absorbe rapidement ou qu'elle soit respirée un peu largement, elle produit la décoloration des lèvres et des gencives, puis des pulsations parfois irrégulières, toujours précipitées de 100 à 120 par minutes, de la céphalalgie, des vertiges, de la diminution de la sensibilité dans les extrémités et des mouvements convulsifs dans les jambes. Je citerai en dernier lieu un fait que j'ai observé à plusieurs reprises, celui du passage du sucre dans les urines ; j'ai été conduit à cette recherche par le rapprochement qui va suivre, à savoir que non seulement il y a là des phénomènes tout différents de ceux signalés plus haut pour l'arsenic, mais que je suis tenté de voir dans ces réactions sur le cerveau, sur le cœur, sur l'estomac, sur la sensibilité enfin, des phénomènes d'anesthésie plus ou moins légers, analogues à ceux de la chloroformisation et qui , journellement répétés, finissent par produire un état chloro-anémique. Enfin, les sels d'aniline, de même que les sels de rosaniline qui sont les colorants dérivés qui nous occupent, ne sont pas vénéneux lorsqu'ils sont purs, et c'est ainsi, moins quelques traces infinitésimales, insignifiantes pour l'industrie, que nos manufactures les livrent au commerce.

En définitive, Messieurs, après avoir signalé comme caractères communs à l'arsenic et à l'aniline et susceptibles par conséquent d'avoir été confondus dans les troubles de la santé des ouvriers employés aux fabrications dont il s'agit, nous croyons avoir suffisamment établi le diagnostic différentiel, qui se résume ainsi : imputer à l'aniline la constriction de la peau, la décoloration des muqueuses buccales, l'accélération et les mouvements désordonnés du pouls, l'excitation du système musculaire, la constipation, les urines sucrées, la céphalalgie, les vertiges, voire même le coma, ensemble de phénomènes très-éphémères guérissant en quelques heures, au plus en quelques jours. A la charge de l'arsenic, inscrire les éruptions, l'œdème, la dilatation des pupilles, le ptyalisme, les maux de gorge, la bronchite qui tend à devenir chronique, l'affaiblissement du pouls, les coliques, la diarrhée, les urines arsenicales, l'hyperesthésie, la paralysie incomplète des extrémités : traitement et repos de quelques semaines.

Cependant, et par là je termine, des phénomènes consécutifs peuvent se reproduire. Jusqu'à présent, l'on n'a pas constaté ces accidents graves de la déformation, suivie de la chute des ongles, de la tuberculisation, etc., remarqués chez des ouvriers exposés plus encore dans certaines fabrications arsenicales. Mais à un point de vue moins sérieux, on voit à Lyon se produire des exigences qui ne sont pas toutes dignes d'intérêt. En effet, à certaine catégorie de réclamants appartiennent d'anciens ouvriers qui, plus rusés que malades, viennent, clopin-clopant, demander le repos et un traitement aussi considérables que possible; c'est le régime soutenu des indemnités qui plus particulièrement leur convient, à ce point qu'il donne bientôt des jambes aux paralytiques qui ont réussi à l'obtenir, et fait boîter, non sans impatience, mais sans grande douleur, ceux qui en sont encore à l'attendre.

QUATRIÈME PARTIE.

HYGIÈNE DES OUVRIERS, RÈGLEMENT DE POLICE A OBSERVER ET MOYENS DIVERS A EMPLOYER POUR PRÉVENIR LES DANGERS DU VOISINAGE.

Dans cette dernière partie, du reste bien moins étendue que les précédentes, l'auteur s'est proposé de traiter tout ce qui touche à l'hygiène des ouvriers employés dans ces diverses fabriques, aux règlements de police qui régissent ces usines, et aux moyens divers propres à prévenir les dangers du voisinage.

Ce qu'il conseille à l'endroit des ouvriers est actuellement pratiqué dans nos usines, à savoir qu'ils sont soumis à la visite médicale, dès leur admission, qui ne comprend que des sujets vigoureux, bien portants, et dès la moindre indisposition ; de plus, on leur distribue, pendant l'été surtout, des rations de café ; ils ont les bras couverts et les mains gantées pendant le travail ; on leur donnera bientôt une piscine chauffée pour l'usage des grands bains, et l'on pourrait enfin se rappeler au besoin que si l'aniline a été conseillée comme un antidote du chlore, ce dernier devrait pouvoir être utilisé aux secours des malheureux éprouvés par l'aniline.

L'auteur du mémoire déclare qu'*il est évident pour lui* qu'aucun ouvrier ne peut souffrir du travail auquel il est employé dans ces fabriques si elles remplissent les conditions désirables. Mais quelles sont ces conditions désirables? L'auteur est-il, d'après le peu qu'il en a vu, autorisé à tenir un langage aussi absolu? A-t-il trouvé suffisantes celles qu'imposent, d'une manière générale, les règlements de police, relatifs aux établissements de 1re classe, présentant des dangers d'incendie et en particulier des dégagements de vapeurs nitreuses? Nous n'avons pas à rappeler ces conditions qui, utiles en soi, dépassent ici le but sans l'avoir atteint. Descend-il dans quelque détail? il laisse voir qu'il n'est pas toujours familiarisé avec le côté pratique des procédés à suivre.

Or, il n'est enfin pas moins *évident pour tous*, que ce qu'il avance des moyens préventifs généraux ne s'applique encore ici qu'à l'un des côtés de la question posée, celle ayant trait à la benzine, à la nitro-benzine et à l'aniline, considérées dans leurs préparations, et que les conditions d'emploi, qui pour cette dernière entraînent bien plus de déperditions dangereuses que sa confection première, sont laissées inaperçues.

La tâche à remplir en dernier lieu, en ce qui concerne la grosse question des dérivés, est considérablement abrégée par l'auteur, car il en supprime la partie essentielle;

n'y a en effet pour lui qu'un seul moyen, celui de proscrire d'une manière absolue l'emploi de l'arsenic.

A priori, cette manière de couper court à la difficulté est simple, facile même ; elle plaît surtout parce qu'elle est radicale, mais les moyens à substituer, moyens anciens, défecteux, voire même non pratiques qu'il conseille comme nouveaux et préférables, ne sauraient donner les mêmes résultats industriels, de même qu'ils ne sont pas, au point de vue de l'hygiène, exempts de tout inconvénient.

Devait-on alors, d'un trait de plume, stériliser entre nos mains une découverte nationale, des plus brillantes de ce siècle, pour la livrer vaincue, enchaînée, aux mains libres de la concurrence étrangère ? Devait-on se hâter de reculer devant la nécessité de nouvelles précautions, de nouveaux efforts d'intelligence, lorsque les ressources de la science qui à cette industrie avaient donné le jour pouvaient en assurer l'existence ?

Le Conseil d'hygiène de Paris a pareillement proposé la suppression de l'emploi de l'arsenic dans la fabrication des couleurs d'aniline, mais le Conseil des arts et manufactures a été d'un avis contraire.....

En présence de ces opinions contradictoires, mais vraies chacune à leur point de vue, la situation n'a pas été changée.

Pour nous, Messieurs, nous pensons que l'on ne doit pas renoncer à l'espoir de trouver un agent chimique aussi favorable à la transformation voulue, et bien moins dangereux que l'arsenic. Mais d'ici là, nous avons des raisons de croire que la solution plus prochaine du nouveau problème est dans la conciliation des grands intérêts en jeu : et dans ce dernier cas, la solution se trouve en la réalisation des perfectionnements tendant surtout à protéger la santé des classes laborieuses et intrépides que nous voyons, au milieu de semblables usines, connaître et braver avec insouciance les plus grands périls.

Tout récemment encore, j'ai visité à nouveau les usines de la formidable industrie qui nous occupe, et c'est avec une bien vive satisfaction que j'ai l'honneur de vous annoncer les grands progrès accomplis, progrès auxquels l'action du conseil d'hygiène publique de Lyon n'est point demeurée étrangère

La première partie du problème à résoudre devait avoir d'abord pour objet de soustraire les hommes qui circulent et agissent autour des batteries fumantes, aux vapeurs aniliques et arsenicales qui s'élèvent au milieu d'eux ; or, j'ai été témoin de la réalisation tardive, mais désormais assurée, de cet important résultat, car avec des appareils plus grands et parfaitement clos pendant toute la durée de l'opération, s'exécutent le mélange, l'agitation, la cuite, et cette disposition supprime la coulée ; ce n'était là qu'une première conséquence heureuse.

La seconde partie du problème devait rendre disponible, utilisable, au besoin, sous un moindre volume, les masses considérables, 8 à 10,000 litres journellement produits de solutions arsenicales, provenant de la deuxième opération dite séparation de la fuchsine.

Or, ces masses embarrassantes de résidu liquide, difficiles à traiter et ne pouvant être ni gardées à l'intérieur, ni sortir de l'usine sans menacer la santé publique, ne dépassent pas actuellement 8 à 10 hectolitres, faciles à réduire encore par l'évaporation.

A ces deux avantages considérables, s'ajoute encore celui de la condensation complète des vapeurs d'aniline durant la même séparation ; en effet, ce dernier progrès est en même temps réalisé dans l'attaque de la fuchsine brute, par la substitution de la soude dans le même vase clos où s'est pratiquée la cuite, substitution à l'emploi de l'acide chlorhydrique fait à l'air libre dans le procédé à abandonner.

En quatrième et dernier lieu, restait la question des résidus solides, provenant des purifications dernières de la matière colorante ; ici la tâche n'était pas moins difficile, les enfouir dans le sol, les envoyer dans l'atmosphère en les brûlant, les disperser dans les fleuves ou rivières, les transporter même à la mer, étaient choses de tous côtés interdites. En effet, l'occupation un jour des mêmes lieux par d'autres populations, l'état des puits existants ou à creuser plus tard, l'état des cours d'eau qui sur les rives alimentent la nappe souterraine, ou communiquent avec elle, les intérêts de la pêche et des consommateurs, le voisinage des marais salants, etc., immobilisaient ces matériaux toxiques. De nouveaux traitements en voie d'exécution, de nouveaux projets plus complets encore, permettent l'espérance de voir tous ces résidus liquides ou solides, toutes ces matières, inutiles et dangereuses en l'état, redevenir utilisables et faire retour à l'industrie régénérée dont nous parlons.

En terminant, Messieurs, ce récit, dont la longueur serait sans excuse, sans les nombreux points de vue auxquels a dû se placer votre rapporteur, permettez-moi de regretter qu'un interprète plus habile n'ait pas abrégé les fatigues de votre attention en vous montrant d'une manière plus attachante : à l'horizon scientifique, la mine féconde des carbures d'hydrogène, et, groupées autour d'une découverte lyonnaise, d'autres découvertes nées d'elle, constituant une puissance jusque-là inconnue; à l'horizon artistique, la teinture révolutionnée et recevant une impulsion nouvelle ; à l'étendue reculée de notre industrie, des débouchés sur tous les marchés du monde ; puis à côté de ces tableaux saisissants d'un haut intérêt local, un sujet d'observations plus sérieux et plus grand encore, celui que la médecine devait scruter dans tous ses détails, pour protéger la santé, sauvegarder la vie humaine.

A votre Société, Messieurs, le mérite d'avoir mis au concours une question de cette importance ; à votre commission le devoir de rendre ici un mérité et public hommage à la direction nouvelle de la Compagnie la *Fuchsine*, qui vient de réaliser les progrès les plus utiles au profit de cette même question d'hygiène professionnelle.

A notre candidat aussi nos éloges ; mais si sa part est moins large, il a son excuse dans son éloignement de notre centre de production, le plus grand sinon le seul qui soit complet, celui que Lyon possède; aussi, la partie de son travail traitant des dérivés n'a-t-elle pu être amoindrie, et fort incomplète sans affaiblir d'autant la partie médicale de son œuvre. S'il a eu enfin seul le courage et le mérite de consacrer beaucoup de temps et de recherches à cette étude complexe, il n'a pas moins eu le tort de douter de la puissance d'investigation d'une science qui en s'affirmant de nouveau venait d'extraire du goudron de houille les couleurs les plus pures, le tort de douter de cette même science qui sait découvrir le poison et l'antidote, donner aux efforts de l'industrie des armes puissantes, aux mains de l'hygiène la sécurité.

En conséquence, Messieurs, votre Commission a l'honneur de vous proposer d'adresser des remercîments et de décerner une mention honorable à l'auteur du mémoire ayant pour épigraphe : *L'hygiène des professions est un des plus beaux sujets d'étude pour le médecin.*

www.ingramcontent.com/pod-product-compliance
Ingram Content Group UK Ltd.
Pitfield, Milton Keynes, MK11 3LW, UK
UKHW020359250726
13967UKWH00005B/2377